FRACTURE COMPLÈTE

DES

DEUX OS DE LA JAMBE

Tumeur à la partie externe et postérieure. Bruit
de souffle unique; bruit de souffle double;

PAR LE Dr ORÉ,

professeur à l'École de Médecine, chirurgien adjoint de l'hospice des Enfants.

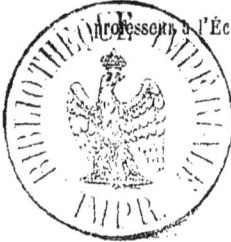

BORDEAUX

G. GOUNOUILHOU, IMPRIMEUR DE L'ÉCOLE DE MÉDECINE,
1, place Puy-Paulin, 1.

—

1859

FRACTURE COMPLÈTE

DES

DEUX OS DE LA JAMBE.

**Tumeur à la partie externe et postérieure. Bruit de
souffle unique; bruit de souffle double.**

Jean Devaux, cultivateur, né à Mondion (Dordogne),
entra à l'hôpital Saint-André de Bordeaux le 4 juin 1854.
Ce malade fut placé dans le service de M. le professeur Chaumet (clinique chirurgicale), salle 18, lit 34.

A son arrivée, cet homme me raconta qu'au mois
d'avril de la même année il avait été renversé par une
charrette dont la roue passa sur sa jambe gauche et
lui fractura le tibia et le péroné, mais sans issue des
fragments et même sans plaie. On lui appliqua à cette
époque un appareil qu'il garda pendant un mois et
demi. Lorsque on leva l'appareil, le malade s'aperçut
qu'il ne pouvait plus se servir de sa jambe. Vivement
préoccupé de son état, il se décida alors à se faire
transporter à l'hôpital Saint-André de Bordeaux.

Voici ce que j'ai observé chez ce malade au moment de son entrée dans le service de M. le professeur
Chaumet :

La jambe gauche est considérablement tuméfiée. On

remarque autour des malléoles et jusqu'au ¹/₃ supérieur à peu près un empâtement très-prononcé du tissu cellulaire, qui marque le relief que présente la crête du tibia.

La jambe offre une déformation bien sensible ; sa largeur est plus grande que celle du côté opposé. Les mouvements y sont entièrement abolis. Le malade ne peut ni la soulever ni la fléchir. En promenant le doigt le long du tibia et du péroné, on trouve deux saillies qui correspondent aux fragments supérieurs de ces deux os. Ces deux saillies se trouvent l'une en avant à la réunion du ¹/₃ inférieur avec les ²/₃ supérieurs du tibia, l'autre en dehors et en bas à la réunion des ³/₄ supérieurs avec les ²/₅ inférieurs du péroné, par lequel elle est constituée.

Il est du reste facile, en imprimant des mouvements de latéralité au pied et maintenant immobile la partie supérieure de la jambe, de s'apercevoir qu'il n'existe aucun point de consolidation entre les os fracturés. Il existe en outre une tumeur à la partie inférieure et interne de la jambe, à deux ou trois travers de doigt au-dessus de la malléole qui contourne la partie *postérieure* de la jambe, et va se terminer à la partie interne et supérieure. Cette tumeur est fluctuante dans toute son étendue ; mais la fluctuation est surtout sensible en dedans et en haut. Appliquée sur elle, la main n'éprouve aucune sensation d'expansion ou de soulèvement. La compression exercée soit au-dessus soit au-dessous n'amène pas de changement dans son volume. Par l'auscultation, on distingue en dehors et en bas un bruit de *souffle râpeux unique,* très-dur. A deux travers de doigt plus haut, dans un espace extrêmement circonscrit qui correspond au point où les deux fragments du tibia sont en contact, on trouve *deux bruits de souffle distincts,* offrant la plus frappante analogie avec les battements du cœur. Le premier de ces bruits est plus fort que le second. Ce double bruit est séparé de celui qui suit par un intervalle qui est parfaitement appréciable. Il n'existe rien de semblable dans tous les autres points de la tumeur.

L'état général du malade est bon. Toutes les fonctions s'accomplissent avec la plus grande régularité.

Après avoir examiné avec soin la jambe de ce malade, le professeur Chaumet la plaça sur un plan légèrement incliné, après l'avoir mise dans un appareil provisoire composé de deux attelles, une interne et l'autre externe, et de compresses disposées comme dans l'appareil de Scultet.

Le même pansement avait été employé durant une quinzaine de jours, lorsque, ce temps écoulé, des douleurs aiguës se firent sentir dans la tumeur, à la partie interne et supérieure, douleurs qui s'accompagnaient de chaleur à la peau, de fréquence dans le pouls, et que la pression augmentait d'une manière sensible. La fluctuation devint très-évidente. L'interne du service pensa qu'un abcès s'était formé, et fit une ponction qui fut suivie d'un écoulement assez considérable de sang pur, n'ayant ni l'aspect rutilant du sang artériel, ni l'aspect noirâtre du sang veineux, mais ayant plutôt une coloration qui semblait résulter de leur mélange. Ce ne fut qu'à l'aide d'une compression forte et soutenue sur la fémorale, qu'on parvint à arrêter cet écoulement. L'hémorrhagie ne se reproduisit pas de quelque temps, et il s'écoula par l'ouverture qui avait été faite du pus épais et fétide, mêlé à des caillots sanguins.

M. Chaumet fit alors appliquer des cataplasmes de riz sur la jambe. Le pansement fut renouvelé pendant cinq jours. A chaque pansement, on faisait autour de la plaie une compression méthodique dans le but de faire exactement sortir le pus contenu dans le foyer; mais malgré tous les soins apportés à cette manœuvre, l'ouverture étant insuffisante, le pus ne s'écoulait qu'avec une extrême difficulté. M. Chaumet se décida alors à introduire une sonde cannelée par l'ouverture déjà pratiquée, et fit une contre-ouverture à la partie supérieure et interne de la jambe. Une mèche à séton fut introduite, et ce même pansement continué jusqu'au 28 juin, rendant tout ce temps l'issue très-facile.

Le 28 juin, une nouvelle hémorrhagie eut lieu par la contre-ouverture. Le malade perdit une très-grande quantité de sang, et ce sang offrit les mêmes caractères que l'on avait remarqués une première fois. Il fallut encore avoir recours à la compression de la fémorale. J'examinai de nouveau la tumeur à cette époque, et j'y constatai, comme précédemment, les bruits de souffle simple et double dont j'ai déjà parlé; mais alors, pas plus qu'à mon premier examen, je n'observai là de mouvement d'expansion dans la tumeur.

La compression fut maintenue, et le professeur Chaumet fit appliquer de la glace sur la jambe, au niveau du foyer de la fracture. L'application de la glace a été longtemps continuée.

5 juillet. — Nouvelle hémorrhagie à la suite de laquelle la *tumeur a considérablement diminué de volume.* Le malade a été transporté dans un autre lit;
sa jambe ayant été remuée, il y a eu déplacement des
fragments osseux. En auscultant, j'ai observé une di-
minution notable dans le double bruit; le second s'en-
tend à peine. Quant au bruit unique, il offre toujours
les mêmes caractères. Le malade est affaissé, sa voix
est légèrement affaiblie, la peau est chaude et sèche,
le pouls est petit, fréquent (104-108), très-dépressible;
la face est grippée, elle offre une teinte jaune, terreuse;
la bouche est sèche, la soif assez vive; il y a eu quel-
ques légers frissons. Le malade est vivement frappé de
son état; il demande avec instance qu'on emploie un
moyen extrême pour le guérir. La glace est continuée;
mais les forces diminuant et l'hémorrhagie ayant une
tendance à se reproduire, M. Chaumet se décide, après
avoir demandé au sujet de ce malade l'opinion du professeur Velpeau, qui se trouvait alors à Bordeaux, à
pratiquer l'amputation de la cuisse.

L'opération eut lieu, en effet, le 13 juillet. Le malade fut soumis à l'emploi du chloroforme. L'insensibi-
lité devint complète. L'amputation circulaire fut pratiquée avec une très-grande rapidité, sans que le malade
eût manifesté le moindre signe de douleur. M. le professeur Chaumet m'ayant confié le soin d'examiner les
lésions anatomiques que présentait le membre, j'en ai
fait une dissection très-attentive, et voici quel est le
résultat de mes recherches :

Anatomie pathologique. — Afin d'exposer avec or-
dre les lésions que j'ai observées, je décrirai successi-

vement celles : 1° des parties molles ; 2° des os ; 3° des vaisseaux.

1° *Parties molles.* — La jambe offre un empâtement général qui remonte jusqu'à la partie supérieure ; la peau est entièrement décolorée ; le tissu cellulaire est épaissi, induré ; il a un aspect lardacé, il semble avoir perdu son élasticité ; au pied, il est infiltré de sérosité.

Les muscles sont pâles, décolorés, amincis et d'une friabilité extrême ; la moindre traction exercée sur eux suffit pour les déchirer. Les muscles situés au-devant du ligament inter-osseux, tels que le jambier antérieur, l'extenseur commun des orteils, ont conservé leur direction normale jusqu'à la réunion des $2/3$ supérieurs avec le $1/3$ inférieur de la jambe. A partir de ce point, ils sont écartés de leur direction primitive, et portés en dehors par suite de la compression qu'exerce sur eux le fragment supérieur du tibia.

Parmi les muscles de la région postérieure, ceux de la couche superficielle n'offrent rien de particulier ; ceux de la région postérieure et profonde sont tous confondus entre eux par leur face postérieure. Ces muscles ont contracté des adhérences avec le soléaire par leur face antérieure ; leurs attaches normales au tibia et au péroné ont été, sauf à la partie supérieure, complétement détruites. Ces muscles, décollés et confondus, formaient en effet en arrière la paroi postérieure d'une cavité, limitée en avant par le tibia et le péroné, et dans laquelle se trouvait contenu le sang de l'hémorrhagie. Ce foyer, au milieu duquel se trouvent placés les fragments, soit supérieurs, soit inférieurs, des os fracturés, était traversé par la mèche à séton dont j'ai parlé dans le cours de l'observation, et communiquait avec l'extérieur par les deux ouvertures que la mèche traversait.

D'après cela, il est facile de voir que les deux os étaient fracturés à des hauteurs inégales. Le tibia était fracturé, en effet, à l'union des $^2/_3$ supérieurs avec le $^1/_3$ inférieur; le péroné, à l'union des $^3/_4$ supérieurs avec le $^1/_4$ inférieur.

Quelle était la disposition que présentaient les fragments osseux les uns par rapport aux autres?

1° *Tibia.* — Les deux fragments du tibia, à raison de leur obliquité respective, chevauchaient l'un sur l'autre; le fragment supérieur présentait inférieurement une saillie facile à apprécier sous la peau. Le fragment inférieur, au contraire, était porté en dedans, et formait, lui aussi, une saillie aussi prononcée que le précédent; mais cette saillie se trouvant dans l'espace inter-osseux, il était impossible de l'apprécier au travers des parties molles. J'ai examiné avec beaucoup de soin les surfaces osseuses brisées, je n'ai pas trouvé la moindre trace d'un travail de consolidation, même au début. Cependant, les deux fragments ne sont pas complétement indépendants l'un de l'autre, car j'ai trouvé entre eux, en avant, une membrane de nature fibreuse étendue transversalement de l'un à l'autre, qui sert à les unir; mais, malgré la présence de cette membrane, il n'y a pas de contact immédiat entre les surfaces brisées. Il existe, au contraire, entre elles, un *espace vide* qui offre une très-grande importance, comme on le verra quand je parlerai de la disposition des vaisseaux. Le fragment inférieur du tibia présente des esquilles assez nombreuses, qui jouissent d'une certaine mobilité, mais qui ont contracté avec lui des adhérences assez fortes, surtout en dedans.

2° *Péroné.* — S'il n'existe aucun travail de consolidation entre les deux fragments du tibia, il n'en est pas de même pour ceux du péroné. Certainement, la consolidation n'est pas complète; mais il existait un tissu fibreux, résistant, unissant très-fortement les deux portions de cet os, et on pouvait espérer que la consolidation, quoique tardive, finirait cependant par s'opérer. Les deux fragments du péroné sont loin d'être unis par leurs extrémités; le fragment supérieur, au contraire, chevauche sur l'inférieur, de telle sorte que c'est la partie inférieure et interne du fragment supérieur qui adhère à la partie supérieure et externe de l'inférieur. Outre ce rapport du fragment inférieur avec le péroné et le fragment supérieur, il en a contracté aussi avec le fragment inférieur du tibia contre la face postérieure et externe, auquel il est fortement appuyé.

On conçoit facilement qu'avec de pareils désordres il était impossible que le ligament inter-osseux existât. Ce ligament a en effet été complément détruit. Il est remplacé dans le ¼ inférieur de la jambe par le fragment inférieur du péroné, qui adhère d'une part au fragment supérieur, et d'autre part au fragment inférieur du tibia.

Je ferai remarquer que le tissu osseux, soit du tibia, soit du péroné, n'offrait, au niveau de la fracture, aucune modification dans sa texture.

Vaisseaux. — L'hémorrhagie qui s'était renouvelée

à plusieurs reprises, les bruits de souffle simple et double, rendaient l'examen des vaisseaux intéressant ; aussi ai-je pris soin, pour rendre cet examen le plus complet possible, de pousser dans les vaisseaux deux injections fines. Je dois même signaler cette particularité, que l'injection est sortie par les deux ouvertures que traversait le séton, et que, dans le foyer même de la fracture, une partie de l'injection s'était coagulée entre les deux fragments du tibia, tandis que l'autre s'était mêlée avec le liquide purulo-sanguinolent contenu dans le foyer. J'ai préparé les vaisseaux avec le plus grand soin, et j'ai déposé la pièce dans le Musée anatomique de l'École de Médecine de Bordeaux.

Je dois dire tout d'abord que, ni la tibiale antérieure, ni la tibiale postérieure, ni la péronière, ainsi que leurs veines satellites, n'offraient la moindre altération ; nulle part, la continuité dans leurs parois n'avait été interrompue ; mais c'est dans leurs dispositions que ces artères offraient des particularités curieuses.

La *tibiale antérieure* a conservé sa position normale dans l'espace inter-osseux jusqu'à vingt-sept millimètres environ au-dessus de l'extrémité inférieure du fragment supérieur. A partir de ce point, l'artère change de direction. Elle contourne ce fragment, s'appuie contre la face postérieure, et sort par l'*espace vide* que j'ai signalé entre les deux fragments du tibia, de manière à chevaucher sur le fragment inférieur, contre lequel elle est comprimée. Il résulte de cette disposition, que la tibiale antérieure traversait le foyer même de la fracture ; qu'elle subissait une première compression au niveau du fragment supérieur, et une seconde au niveau de l'inférieur. A partir de ce dernier point, ce vaisseau avait repris sa position normale.

La tibiale postérieure ne présente aucun changement dans sa direction.

Arrivée à l'union des $^3/_8$ supérieurs de la jambe avec les $^4/_8$ la péronière, après avoir occupé sa position normale le long de la face interne et postérieure de l'os, change de direction ; elle se porte obliquement de haut en bas et de dehors en dedans, entrainée dans cette position par l'extrémité pointue du fragment inférieur du péroné, par lequel cette artère a été en quelque sorte accrochée. A partir de ce point, la péronière se place dans l'espace compris entre le tibia et le péroné, et se trouve fortement comprimée par ces deux os. La compression a même été assez forte pour diminuer dans cette partie le calibre du vaisseau, qui est moitié moins développé que dans le reste de son trajet.

Il est une autre particularité sur laquelle je dois insister : c'est le développement considérable de l'artère nourricière du tibia. J'ai suivi cette artère dans son trajet à travers l'épaisseur de l'os, et il m'a été facile de constater qu'elle venait s'ouvrir à l'extrémité inférieure du fragment supérieur du tibia dans le foyer même de la fracture. C'était par plusieurs petites ramifications que cette artère communiquait avec le foyer de la fracture.

RÉFLEXIONS. — La variété, je dirai même la bizarrerie des symptômes que ce malade a présentés, ont dû, comme on doit le supposer, éveiller l'attention de ceux qui ont eu occasion de l'observer. Je n'énumérerai

pas les diverses opinions émises sur la cause des phénomènes plus haut rappelés, je me contenterai de les
rattacher à deux principales. Les uns, et je dois dire
que je suis de ce nombre, ayant égard : 1° à la présence
d'une tumeur survenue à la suite d'une fracture très-
irrégulière de deux os de la jambe ; 2° à l'hémorrhagie,
conséquence de la jonction, et qui avait nécessité l'emploi de la compression à plusieurs reprises ; 3° enfin,
la présence de ce double bruit qui ressemblait exactement à un bruit à double courant des anévrismes artérioso-veineux, pensèrent qu'il s'agissait d'une lésion de
ce genre, qu'un des fragments osseux avait bien pu léser
en même temps une des artères de la jambe et sa veine
satellite, et qu'une communication existant entre ces
deux vaisseaux pouvait fournir l'explication des symptômes. D'autres, et surtout M. le professeur Chaumet,
sans repousser la possibilité d'un anévrisme artérioso-
veineux, croyaient plutôt à une transformation érectile du tissu osseux au niveau de la fracture. Mais, je
dois le dire, il n'y eut rien d'absolu dans ce dernier
diagnostic.

Les diverses lésions que l'examen anatomique a fait
découvrir dans la jambe de ce malade ont démontré
suffisamment qu'aucune de ces deux opinions n'était
juste. Mais peut-on, après l'examen de ces lésions, se
rendre compte des symptômes que présentait le malade?

Pour répondre d'une manière convenable à cette
question, il faut se poser la solution des questions sui-
vantes :

1° Par quoi était formée la tumeur?

2° Par quoi était produit le bruit de souffle râpeux

unique que l'on distinguait à la partie inférieure et externe de la jambe?

3° Par quoi était produit le bruit de souffle double que l'on observait au niveau du point où le tibia était fracturé?

Par quoi était formée la tumeur?

J'ai dit, dans les détails nécroscopiques, que les muscles de la région postérieure et profonde de la cuisse avaient été décollés, et qu'ils formaient la paroi postérieure d'une tumeur liquide dont la paroi antérieure était constituée par le tibia et le péroné; que cette tumeur était formée par du sang épanché, et qu'elle communiquait avec l'extérieur par les deux ouvertures qui avaient été faites. Cette tumeur sanguine entourait le foyer même de la fracture. Or, j'ai dit que l'artère nourricière du tibia était plus volumineuse que de coutume, et qu'elle venait s'ouvrir à l'extrémité du fragment supérieur. N'est-ce pas à l'écoulement du sang fourni par cette artère divisée que l'on doit attribuer la formation de cette tumeur? De plus, les extrémités osseuses ne présentant aucun travail de consolidation, ne peut-on pas admettre que par elles se soit faite une exsudation sanguine qui aurait pu pareillement contribuer au développement de la tumeur? Cette première question n'offre aucune difficulté réelle; je passe à l'examen de la seconde.

Par quoi était produit le souffle râpeux unique que l'on distinguait à la partie inférieure et externe de la jambe?

La continuité des vaisseaux n'étant nulle part interrompue, et les vaisseaux ne présentant d'ailleurs aucun point de dilatation, on ne peut invoquer, pour expliquer ce bruit du souffle râpeux, l'existence d'une tumeur anévrismale. Mais je dois rappeler ici que c'est à la partie *inférieure et externe* de la jambe que ce bruit s'observait. Précisément dans ce point, l'artère péronière, après avoir été détournée de sa direction primitive par le fragment inférieur du péroné, dont l'extrémité pointue l'avait accrochée, se trouvait très-fortement comprimée entre ce fragment et le tibia. On sait que rien n'est plus facile que de produire un bruit de souffle dans une artère en l'auscultant; il suffit pour cela de comprimer le vaisseau avec le stéthoscope. Que de fois j'ai vu des praticiens peu attentifs trouver chez des personnes chlorotiques un souffle carotidien, qu'ils avaient le soin de produire en comprimant trop fortement la carotide. Puisque la compression d'une artère suffit pour y développer ce bruit particulier, n'est-il pas probable, j'oserai presque dire certain, que c'est à la compression de la péronière dans un point qu'était due la formation de ce bruit de souffle *râpeux et unique.*

Mais à quoi était dû le bruit de souffle double que l'on distinguait très-nettement au niveau du fragment supérieur du tibia?

Trois opinions ayant été émises pour l'expliquer, je crois nécessaire de les énoncer.

Les uns ont pensé que ce double bruit était occasionné : 1° par la compression de la péronière, et 2° par la compression de la tibiale antérieure sur le fragment inférieur du tibia; que ces deux bruits avaient lieu l'un après l'autre, et que cela suffisait pour rendre compte du phénomène.

Cette manière de voir ne me paraît pas juste et me

semble en opposition avec les doctrines physiologiques.
Comment peut-on admettre, en effet, que la contrac-
tion du cœur, envoyant dans toute l'économie une colonne sanguine qui donne lieu aux phénomènes du
pouls, aussi bien dans les artères les plus éloignées que
dans les plus voisines du centre circulatoire, un des
bruits ait pu se produire après l'autre. Il me semble
qu'au moment où la colonne sanguine, chassée par le
ventricule, arrivait au point où la péronière était comprimée, une même colonne sanguine, mise en mouvement par la même cause, devait arriver au point où la
compression de la tibiale avait lieu. Si l'on avait pu
appliquer le doigt et sur la tibiale antérieure et sur la
péronière au point qui précédait immédiatement leur
compression, on aurait senti *en même temps* la pulsa-
tion artérielle ; par conséquent, les deux bruits de souffle produit par cette compression différente auraient dû,
selon moi, s'entendre en même temps au lieu de se suc-
céder. Et puis, comment aurait-on pu entendre, en
appliquant le stéthoscope au niveau du tibia, le bruit
de souffle occasionné par la compression de la péronière, alors qu'au point où cette dernière était comprimée, on n'entendait nullement le bruit de souffle produit par la compression de la tibiale antérieure ?

Je crois donc devoir, pour les raisons qui précèdent,
rejeter cette première opinion.

D'autres, adoptant mon opinion sur ce point, ont
attribué le bruit unique à la compression de la péronière, et le double bruit à la compression de la tibiale
antérieure d'abord, et ensuite à l'écoulement du sang à
travers l'artère nourricière divisée.

Pour les mêmes raisons indiquées précédemment,

j'avais admis à *priori* l'impossibilité d'une pareille explication. Si le passage du sang à travers l'artère nourricière pouvait produire un bruit quelconque, ce bruit devait se confondre avec celui que produisait la compression de la tibiale antérieure. Et puis, l'hémorrhagie n'était pas constante, tandis que le bruit double s'entendait aussi bien avant qu'après l'écoulement du sang.

J'ai fait, du reste, sur un chien l'expérience suivante : j'ai appliqué un stéthoscope sur l'artère fémorale d'un chien, après avoir préalablement divisé une des branches collatérales. J'ai produit par la compression de l'artère un bruit de souffle, et je dois dire que la division de la branche collatérale et l'écoulement du sang, n'ont, en aucune façon, modifié ce bruit. Je rejette donc cette deuxième opinion.

Voici, suivant moi, comment on doit expliquer ce double bruit. J'ai dit que l'artère tibiale antérieure, arrivée à un pouce à peu près au-dessus de l'extrémité inférieure du fragment supérieur du tibia, se contournait, allait s'appliquer contre la face postérieure du fragment supérieur, et se trouvait, dans ce point, en contact avec le sang qui formait la tumeur. Cette artère subissait dans ce point un premier degré de compression. Après avoir traversé le foyer de la fracture, la tibiale sortait par l'espace vide compris entre les deux fragments du tibia, et subissait un second point de compression sur le fragment inférieur. C'est, selon moi, à cette double courbure et à cette double compression de l'artère tibiale que l'on doit attribuer la cause des deux bruits que l'on distinguait seulement dans la

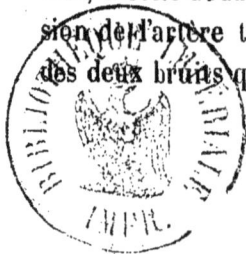

partie où avait lieu cette double compression. J'ai, du reste, fait à la clinique de M. le professeur Chaumet une expérience que tout le monde pourra répéter facilement et qui vient à l'appui de l'opinion que j'émets. J'ai comprimé l'artère humérale sur un malade en deux points différents et plus éloignés l'un de l'autre; j'ai appliqué le stéthoscope entre les deux points comprimés, et j'ai entendu très-bien un bruit de souffle double offrant la plus grande analogie avec celui que l'on observait chez ce malade. C'est donc dans la double compression que la tibiale antérieure subissait d'abord sur le fragment supérieur et sur le fragment inférieur du tibia, que l'on doit trouver la cause du double bruit qui existait au niveau du foyer de la fracture.

En présence d'un fait semblable, et en admettant la possibilité d'une transformation érectile du tissu osseux, ou l'existence d'un anévrisme artérioso-veineux, quelle devait être la conduite du chirurgien?

Il n'y avait que deux moyens à mettre en usage : l'amputation ou la ligature. Dans le cas d'une transformation érectile du tissu osseux, il est évident que l'amputation était le seul moyen que l'on pût songer à employer. Mais dans le cas d'un anévrisme artériosoveineux, devait-on faire la ligature? M. le professeur Chaumet m'ayant fait l'honneur de me demander mon opinion à ce sujet, je rejetai la ligature, et voici sur quels motifs je m'appuyai. La présence d'une tumeur, l'hémorrhagie, le bruit à double courant permettait bien de supposer l'existence d'un anévrisme artérioso-veineux; mais, d'un autre côté, la multiplicité des lésions, la forme de la tumeur, qui s'étendait depuis la partie

externe et inférieure de la jambe jusqu'à la partie supérieure et interne, ne permettait pas de déterminer quel-
les étaient l'artère et la vessie lésées. Était-ce la tibiale
antérieure? Était-ce la postérieure? Était-ce la péronière? Il était absolument impossible de le dire, et cer-
tes les détails fournis par l'examen anatomique moti-
vent suffisamment cet embarras. Ne pouvant pas déterminer quels vaisseaux étaient le point de départ, où
aurait-on fait la ligature? Il est évident qu'on n'aurait
pu songer à lier les artères de la jambe; il aurait donc
fallu lier la fémorale. Mais la circulation se serait réta-
blie avec tant de facilité, qu'après peu de jours les con-
ditions se seraient retrouvées les mêmes. L'amputation
était donc le seul moyen à employer. L'amputation a
été pratiquée, et les lésions anatomiques suffisent pour
démontrer que, quoique faite pour des lésions sur la
nature desquelles le diagnostic avait été erroné, la conduite du chirurgien se trouve justifiée.

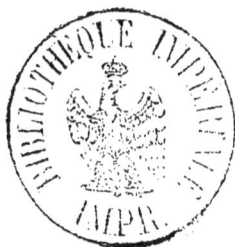

www.ingramcontent.com/pod-product-compliance
Lightning Source LLC
Chambersburg PA
CBHW050431210326
41520CB00019B/5882